BEI GRIN MACHT SICH IHR WISSEN BEZAHLT

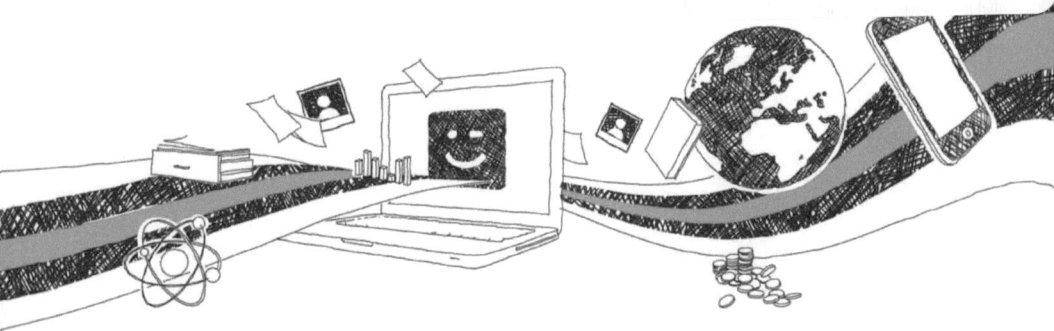
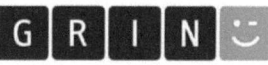

Bibliografische Information der Deutschen Nationalbibliothek:

Die Deutsche Bibliothek verzeichnet diese Publikation in der Deutschen National-
bibliografie; detaillierte bibliografische Daten sind im Internet über http://dnb.d-
nb.de/ abrufbar.

Impressum:

Copyright © 2009 GRIN Verlag, Open Publishing GmbH
Druck und Bindung: Books on Demand GmbH, Norderstedt Germany
ISBN: 9783640600885

Dieses Buch bei GRIN:

http://www.grin.com/de/e-book/148306/internationale-gesundheitssysteme-im-
vergleich

Andreas Fraunhofer

Internationale Gesundheitssysteme im Vergleich

Welchen wissenschaftlichen Beitrag kann ein Vergleich von verschiedenen Gesundheitswesen und –politik leisten?

GRIN Verlag

GRIN - Your knowledge has value

Der GRIN Verlag publiziert seit 1998 wissenschaftliche Arbeiten von Studenten, Hochschullehrern und anderen Akademikern als eBook und gedrucktes Buch. Die Verlagswebsite www.grin.com ist die ideale Plattform zur Veröffentlichung von Hausarbeiten, Abschlussarbeiten, wissenschaftlichen Aufsätzen, Dissertationen und Fachbüchern.

Besuchen Sie uns im Internet:

http://www.grin.com/

http://www.facebook.com/grincom

http://www.twitter.com/grin_com

Katholische Stiftungsfachhochschule München

Modul 3.3

Internationaler Vergleich von Gesundheitssystemen und –politik

Im 1. Studienabschnitt

BA-Pflegepädagogik/ Pflegemanagement

4. Semester, SS 2009

Hausarbeit

Vorgelegt am:

3. Juli 2009

Thema:

Welchen wissenschaftlichen Beitrag kann ein Vergleich von verschiedenen

Gesundheitswesen und –politik leisten?

Von:

Andreas Fraunhofer

Gliederung

1.   Einleitung

Im Rahmen der Vorlesungen im Modul 3.3 „Versorgungsstrukturen der Sozial- und Gesundheitssysteme" begannen wir mit dem Versuch eines Vergleiches verschiedener Gesundheitswesen. Dort haben wir festgestellt, dass trotz der hohen Bedeutung, den die Gesundheitssysteme unter anderem durch den demographischen Wandel, in der modernen Politik genießen, sich noch keine theoretisch angeleitete Gesundheitssystemforschung bis heute etabliert hat. Die Finanzierungs- und Ausgabenproblematik, die Entstehungsgeschichte und das Durchschnittsalter der in einem bestimmten Land lebenden Bevölkerung sind daher die Hauptaugenmerke bei der vergleichenden Analyse dieser Systeme. Durch den, in Europa recht ausgeprägten demographischen Wandel, kommt es zu einer Alterung dieser Gesellschaften, die volkswirtschaftlich relevant wird, da sich der Anteil der erwerbstätigen gegenüber der nichterwerbstätigen Bevölkerung kontinuierlich reduziert. Die finanzielle Tragfähigkeit von Systemen mit altersabhängigen Sicherungsleistungen, wie es zum Beispiel in der Bundesrepublik Deutschland durch Leistungen wie Renten, Gesundheits- und Pflegeleistungen der Fall ist, wird das Gesundheitssystem auf die Prüfung gestellt. Kommen dann noch unvorhergesehene Situationen, wie zum Beispiel die Finanzkrise 2009, als zusätzliche Belastung für das System hinzu, kann dieses schnell zu einer finanziellen Durststrecke kommen.

In dieser Arbeit werde ich die Gesundheitssysteme von den EU- Ländern Frankreich, das im Jahre 2000 von der WHO als eines der weltweit besten Systeme eingestuft wurde und Deutschland und einem nicht EU- Land, der Schweiz beschreiben, die Ziele einer vergleichenden Forschung darstellen und anschließend die Problematik eines objektiven Vergleiches herausarbeiten.

2.   Frankreich
2.1   Entstehung

Die Wurzeln des französischen Sozialsystems reichen bis 1883 zurück. Während der frühen Industrialisierungsphase gegen Ende des 19. Jahrhunderts kam es in Frankreich zur Gründung von Hilfskassen, den sog. Sociétés de secours mutuels, die sich gegenseitig bei Krankheit, Arbeitslosigkeit, Invalidität und Todesfällen unterstützten. Im Jahre 1927 wurde dann die „médical charte" eingeführt, wodurch den versicherten Bürgern Frankreichs freie Arztwahl zustand, den sie aber gleich bezahlen mussten. Um eine gute Versorgung gewährleisten zu können, doch gleichzeitig die

Gesundheitsausgaben so gering wie möglich zu halten, führte man in Frankreich eine Zuzahlung bei einer ärztlichen Behandlung ein. Diese Zuzahlungen beliefen sich zwischen 15 und 20 Prozent der Rechnung (Cook Malcom 1999; 222- 223).

Die gesetzliche Versicherungspflicht, die kurz nach dem Krieg etabliert wurde und zu der Zeit nur für Angestellte galt, wurde 1961 auch für die Landwirte und 1966 für die Selbstständigen Pflicht. Bis kurz vor der Jahrtausendwende waren ca. 0,5% der Bürger Frankreichs noch nicht versichert. Dies waren die Personen, die durch die Raster der Versicherungen fielen und somit nur über die Sozialhilfe, über die lokalen Gemeinden oder über den Staat geschützt waren.

2.2   Finanzierung

Die Finanzierung des französischen Gesundheitssystems erfolgt zum einen über Arbeitgeberbeiträge in Höhe von 12,8 Prozent und Arbeitnehmerbeiträge in Höhe von 0,75 Prozent des Bruttoeinkommens. In Frankreich gibt es keine Beitragsbemessungsgrenze, wie es in vielen anderen europäischen Ländern der Fall ist. Die „contribution sociale généralisée", auch CSG abgekürzt, ist eine Art allgemeiner Sozialbeitrag, der zusätzlich von jedem Einwohner Frankreichs bezahlt werden muss. Bei diesen einkommenssteuerähnlichen Abgaben werden dem Arbeitnehmer noch einmal 5,25% von all seinen Einkünften und 3,95% der Lohnersatzleitungen abgezogen. Im Jahr 2000 trat die „Couverture maladie universelle" (CMU) in Kraft, die besagt, dass einkommensschwache Bürger, darunter zählen Alleinlebende mit einem monatlichen Einkommen bis 530 Euro oder in einem Zweipersonenhaushalt lebende Personen mit einem Gesamteinkommen von 800 Euro, Anspruch auf allgemeinen Gesundheitsschutz haben und keine Sozialversicherungsbeiträge zahlen müssen. Diese Kosten werden von der CMU übernommen, die momentan über 4 Millionen Franzosen in Anspruch nehmen müssen, die sich bei einem sog. „Referenzarzt" einzuschreiben haben und anschließend Anrecht auf Kostenübernahme nach dem sog. Sachleistungsprinzip haben. Dies ist der Zeitpunkt, ab dem alle Einwohner Frankreichs, auch Arbeitslose und Ausländer mit und ohne Aufenthaltsgenehmigung, versichert sind.

Bei Zusatz- und Ergänzungsrenten werden Beiträge von einem Prozent und bei Vorruhestandsrenten von 1,7 Prozent auf die ausbezahlte Summe erhoben. Doch das ist nicht alles was die Franzosen für ihr Gesundheitssystem zahlen müssen, denn über die Sozialbeiträge hinaus müssen sie nicht bedeutungslose Zuzahlungen leisten. Die von der französischen Gesetzgebung vorgesehenen Selbstbeteiligungssätze liegen bei 30

Prozent bei den Arzthonoraren, 25 Prozent bei ambulanter und 20 Prozent bei stationärer Krankenhausbehandlung. Bei Medikamenten reicht die Spanne der Zuzahlungen von 35% bis sogar zum vollen Preis. Die Einstufung wie viel jeder einzelne Bürger Frankreichs zuzahlen muss, liegt an der Schwere der Krankheit, so müssen z.b. chronisch Kranke keine Zuzahlungen leisten. Ein umfassendes System von Zahlungsbefreiungen und möglichen Zusatzversicherungen, die immer mehr an Bedeutung gewinnen, da heutzutage mehr als 90 Prozent der Franzosen eine solche Zusatzversicherung abgeschlossen haben, dämpfen die Kosten der kranken Bürger Frankreichs.

1998 trat eine Steuer, die sog. „Remboursement de la dette sociale" (RDS) mit dem Ziel der Deckung der Finanzierungsdefizite der Sozialversicherung, in Kraft. Diese soll 13 Jahre lang gelten und beträgt 0,5 Prozent auf alle Einkünfte, die der CSG unterliegen, im Gegenzug wurde der Arbeitnehmerbeitrag auf die momentanen 0,75% gesenkt. (vgl. Kaufmann 1998, 327). Des Weiteren wurde beschlossen, dass die Alkohol- und die Tabaksteuer, sowie Steuern auf Mischgetränke und auf Werbung der Pharmaindustrie direkt in die Finanzierung des Gesundheitssystems einfließen.

2.2   Organisation

Die französischen Krankenkassen sind nach verschiedenen Berufsgruppen gegliedert und stark zentralisiert, sodass es im großen und ganzen vier bedeutende Kassenarten gibt: Die größte Kasse, die für lohnabhängige Arbeiter (CNAMTS), die rund zwei Drittel der Versicherten umfasst, die Kasse für Landarbeiter (MSA), die Kasse für selbständige Arbeiter

(CANAM) und verschiedene Kassen für Arbeitnehmer des öffentlichen Sektors und Beamte (vgl. Hassenteufel 2003; 49).

Der französische Staat hat einen großen Einfluss auf die Krankenkassen, denn er setzt die Beitragssätze fest und benennt die Verwaltungsdirektoren für die Dachorganisationen der Krankenkassen, um nur zwei Kriterien exemplarisch zu nennen (vgl. Bode 2003; 24). Des Weiteren kann der Staat Entscheidungen der Kassen kontrollieren und ggf. aufheben. Aus diesen Gründen wird u.a. das französische Modell oft auch als Mischung des Bismarckschen und dem Beveridge-Systems bezeichnet, denn obwohl die Franzosen eine hohe Selbstentscheidung bezüglich der einzelnen Versicherungen haben, erfolgen andererseits starke staatliche Regelungen.

2.3 Reformen

Da die Ausgaben des Gesundheitssystems immer mehr stiegen, trat 1996 die sog. Juppé-Reform, ohne parlamentarische Debatte sondern durch einen Beschluss in Kraft, durch die die staatlichen Steuerungsmöglichkeiten stiegen (vgl. Hassenteufel 2003; 52). Seit diesem Zeitpunkt ist das Parlament jedes Jahr verpflichtet, die Kostengrenze für die Krankenkassen für das darauf folgende Jahr festzulegen. Diese Verpflichtung ist auch der Grund, warum das französische Parlament jedes Jahr ein Gesetz für die Finanzierung der Sozialversicherung verabschiedet. Des Weiteren wurden neue regionale Ämter für Krankenhäuser geschaffen, die Entscheidungen über infrastrukturelle Einrichtungen und deren Haushalt übernehmen, sodass z.b. der Umfang der angebotenen Betten unter ministerieller Kontrolle steht (vgl. Kaufmann 1998; 331).

Mit der Einführung der CMU im Jahr 2000 wurden in Frankreich weitere Versorgungslücken geschlossen und es entstand ein allgemeiner Versicherungsschutz eine Art Grundsicherung für die Bevölkerung.

2.4 Das französische Gesundheitswesen in Zahlen

Im Jahre 2002 lebten in Frankreich 59.486.000 Menschen, die ein Bruttoinlandsprodukt (BIP) von insgesamt 1.671.213 Millionen US Dollar erwirtschafteten. In diesem Jahr beliefen sich die „Pro Kopf Gesundheitsausgaben" PPP auf 2.736 US Dollar, das 9,7% des BIP entsprach. Im Jahre 2006 stiegen diese, laut den OECD Angaben, schon auf 3.449 $ PPP. Die gesetzliche Krankenversicherung (GKV) verschlang 73,3% der öffentlichen Ausgaben, die für das Gesundheitswesen ausgegeben worden sind und zusätzlich schlugen die privaten Ausgaben für die private Krankenkasse (PKV) mit 12,7% zu Buche. Im Schnitt betrug der Selbstkostenbeitrag am Haushaltskonsum der Franzosen 1,8%. Eine Umfrage, die im Jahr 1999 von der Europäischen Kommission Eurobarometer durchgeführt wurde, kam zum Ergebnis, dass die Zufriedenheit insgesamt bei 78,2% der Bevölkerung liegt. Des Weiteren stellten sie fest, dass 62,2% ziemlich zufrieden und sogar 16% sehr zufrieden mit ihrem Gesundheitssystem waren.

3.   Deutschland

3.1   Entstehung

Trotz der konservativen und autoritären Regierung wurden die Grundsteine der deutschen, damalig preußischen Sozialpolitik, schon gegen Ende des 19. Jahrhunderts gelegt. Deutschland war zwar zu diesem Zeitpunkt nur mäßig industrialisiert, doch die Etablierung einer solchen Sozialpolitik war eine Neuheit im Vergleich zu den Nachbarländern. Da man eine anhaltenden Hochkonjunktur erwartete, entstanden zwischen 1871 und 1873 viele neue Fabriken, Hochöfen und Bergwerke, deren Produktionen aber für den recht schwachen Konsum der Bevölkerung zu groß waren. Durch die internationale Verflechtung der Wirtschaft entstand ein Konjunktureinbruch in ganz Europa und zugleich eine Bankenkrise in Österreich und Ungarn im Sommer 1873. Viele Unternehmen scheiterten nun und die Arbeitslosigkeit stieg. Bei denen, die noch beschäftigt waren, wurden die Löhne gesenkt, was zu einer Massenverelendung und einer extremen Verarmung führte, die sich durch alle Bevölkerungsschichten zog. Dies war keine normale Konjunkturkrise, sondern eine Krise des Liberalismus, wobei die Unzulänglichkeiten des politischen Liberalismus deutlich wurden. Durch diese Geschehnisse wurden staatliche Interventionen später von der Bevölkerung fortwährend mehr und mehr akzeptiert. Mit dem Ziel, das System wieder zu stabilisieren, führte Reichskanzler Bismarck im Jahre 1878 das „Gesetz gegen die gemeingefährlichen Bestrebungen der Sozialdemokratie" ein. Des Weiteren etablierte Otto von Bismarck zum 01.12.1884 die gesetzliche Krankenversicherungspflicht. Die Krankenversicherung wurde zu zwei Drittel durch die Arbeitnehmer und von einem Drittel durch die Arbeitgeber finanziert (vgl. Lamping / Tamm 1994: 111 – 119).

Später wurde sogar die Sicherstellung der Gesundheitsversorgung in das Grundgesetz, in den Artikel 2 Absatz 2 GG, „Jeder hat das Recht auf Leben und körperliche Unversehrtheit", der BRD mit aufgenommen. Mitte des 20 Jahrhunderts wurden die Beiträge so angeglichen, dass Arbeitgeber und Arbeitnehmer gleichgestellt waren. Schon 5 Jahr nach dieser Einführung wurde eine weitere Änderung vollzogen, die Jahresarbeitsentgeltgrenze wurde eingeführt. Diese Grenze besagt dass Arbeitnehmer ab einem gewissen jährlichen Einkommen die Möglichkeit haben sich privat zu versichern.

3.2   Organisation

Bei dem deutschen Gesundheitssystem, das über die gesetzlichen Krankenkassen finanziert wird, gilt der Grundsatz der Solidarität. Die Beiträge, die zu leisten sind, werden einkommensabhängig bei den Versicherten berechnet. Hat der Versicherte nichterwerbstätige Familienangehörige, werden diese automatisch bei ihm mitversichert. Der Staat hat nur die Rechtsaufsicht, über die gesetzlichen Krankenkassen, sprich ob z.b. die Gesetze eingehalten werden, da die Krankenkassen die Rechtsform einer „Körperschaft des öffentlichen Rechts" introduziert haben. Sie werden durch die von Arbeitgebern und Versicherten gewählten Selbstverwaltungsorgane gesteuert. Die Geburtsstunde der Vollversicherung in Deutschland entstand nachdem die Krankenkassen ihr System, zur Existenzsicherung, mit Krankengeld- und Sachleistungen ausgebaut hatten (Berhorst 2008).

3.3   Finanzierung

Das deutsche Gesundheitssystem wird, wie oben schon genannt, durch Beiträge, die auf das Arbeitseinkommen erhoben werden, finanziert. Im internationalen Vergleich liegt das deutsche Gesundheitswesen bei den Gesundheitsausgaben auf dem dritten Rang, nur die USA und die Schweiz können unsere Ausgaben noch übertreffen (vgl. Rabbata 2007). Die Finanzierung des deutschen Systems geschieht hauptsächlich über Versicherungsbeiträge, die zu gleichen Teilen von Arbeitnehmern und Arbeitgebern eingezahlt werden. In Deutschland hat dank der Beitragsbemessungsgrenze, jeder Bürger, der ein Bruttoeinkommen von 3600 Euro erwirtschaftet, die Möglichkeit sich selbst, privat zu versichern. Bleibt der Arbeitnehmer bei einer der gesetzlichen Krankenkassen bleibt sein zu leistender Versicherungsbeitrag konstant, auch wenn sein Einkommen über 3600 Euro liegt. Eigenbeteiligungen oder Zuzahlungen von Patienten machen einen wachsenden Anteil an der Finanzierung des Gesundheitssystems aus. In Deutschland gibt es die Möglichkeit der Zuzahlungsbefreiung, unter der Voraussetzung, dass vorher Zuzahlungen von mindestens zwei Prozent der Bruttofamilieneinkünfte zum Lebensunterhalt, abzüglich bestimmter Freibeträge für Familienangehörige, geleistet wurden.

3.4   Reformen

Im deutschen Gesundheitswesen wurden in den letzten eineinhalb Jahrzehnten viele, zum Teil einschneidende Änderungen und Reformen durchgeführt. Eine effiziente Praxisführung, um Qualitätsdefizite zu beheben und ein wirksames

Qualitätsmanagementsystem, um eine optimale Gelderverteilung zu gewährleisten, standen hierbei im Vordergrund. Ein weiterer wichtiger zentraler Punkt war die Stabilisierung der Beitragssätze der gesetzlichen Krankenkassen, dass diese nicht in das Unermessliche steigen. Eine fundamentale Änderung des deutschen sozialstaatlichen Finanzierungssystems, dessen Strukturen historisch gewachsen sind, ist laut Lamping und Tamm sehr unwahrscheinlich. Der Wettbewerb und die monetären Anreizsysteme wurden zu Beginn der 1990er Jahre, trotz gelegentlicher Widerstände, eingeführt.

Die Wiederaufnahme der Präventionsmaßnahmen in den Leistungskatalog der Krankenkassen und die Einführung von Maßnahmen zur Sicherung der Qualität, die durch die „Gesundheitsreform 2000" beschlossen wurden, waren die ersten Schritte eines umfangreichen Änderungs- und Erneuerungsprozesses. Die Stärkung der Patientenrechte, und die Einführung integrierter Versorgungsformen waren weitere wichtige Punkte, die diese Reform beinhaltete (vgl. Walter 2002: 31-32).

Es folgten Kürzungen und Ausgliederungen von Leistungen, wie zum Beispiel der nicht verschreibungspflichtigen Arzneimittel oder der Sehhilfen. Die Einführung des leistungsorientierten Vergütungssystems, dem DRG – System, war ein weiterer tiefer Einschnitt im deutschen Gesundheitssystem. Durch diese, am 23. April 2002 in Kraft getretenen DRG - Einführung, werden in Deutschland die Behandlungen nach dem Fallpauschalengesetz vergütet.

Im Jahre 2004 wurde die Einführung der Praxisgebühr, die beim erstkontaktiertem Ärzten im Quartal zu entrichten ist um das sog. „Doctor Hopping" zu reduzieren und die Erhöhung der Selbstbeteiligungen beschlossen. Des Weiteren wurde auch noch der Wettbewerb, mit der Gesundheitsreform 2004, mit der Hoffnung, mehr Qualität in der medizinischen Versorgung zu erreichen, gesteigert.

Am 1. Mai 2006 wurde das „Arzneimittelversorgungs-Wirtschaftlichkeitsgesetz", zur Senkung der Arzneimittelkosten, und am 1. Januar 2007 die Änderung des Vertragsarztrechts, das einige Erleichterungen beinhaltete, verbindlich.

Am 1. April 2007 wurde eine revolutionäre Reform in Deutschland eingeführt. Ab diesem Zeitpunkt ist es zum ersten Mal in der Geschichte des deutschen Sozialsystems Pflicht, dass jeder Einwohnerin und jede Einwohner sich krankenversichern muss. Diese strukturellen Änderungen wurden eingeführt, um die Versorgungsqualität zu verbessern und durch mehr Transparenz mehr Wirtschaftlichkeit zu schaffen, Bürokratie abzubauen und einen intensiveren Wettbewerb anzukurbeln. Als weitere Verbesserung wurden die Wahl- und Entscheidungsmöglichkeiten der Versicherten ausgeweitet (vgl. Walter 2002).

Die aktuellste Gesundheitsreform, die in Deutschland umgesetzt wurde und am 01.01.2009 in Kraft getreten ist, ist der Gesundheitsfond.

Das Krankenversicherungswettbewerbstärkungsgesetz für gesetzliche Krankenversicherung wurde im Februar 2007 vom Deutschen Bundestag beschlossen, das durch die zentralen Beitrags- und Steuergeldeinnahmen sowie die Einbeziehung der Morbiditätsfälle der Krankenkassen einen Risikostrukturausgleich geschafften hat. Ab dem ersten Januar 2009 wurden allen gesetzlichen Krankenkassen(ca. 210 Stück), die Beitragseinnahmen entzogen. Die Beiträge fließen jetzt zentral in den Gesundheitsfond und werden vom Gesetzgeber verwaltet. Eine Krankenkasse gilt seitdem erst dann als wirtschaftlich, wenn sie mit dem Pauschalbetrag, den sie aus dem Fond pro Mitglied zugewiesen bekommt, die anfallenden Kosten ihrer Versicherten decken kann. Für multimorbide, chronischkranke und alte Mitglieder werden höhere Sätze ausgezahlt. Eine weitere Neuerung ist, dass der Beitragssatz, den die Krankenkassen ausbezahlt bekommen, nun bundeseinheitlich und unabhängig von den unterschiedlichen Einkommenshöhen der Versicherten ist. Der Gesundheitsfond wird außerdem noch über einen Sonderbeitrag der Arbeitnehmer von 0,9% ihres Einkommens und über Steuergelder, die sich im Jahre 2008 auf 2,5 Milliarden Euro beliefen und für das Jahr 2009 schon auf 4 Milliarden beliefen, gespeist. Mit dem Konjunkturpaket II sind die Summen neu zu bestimmen, es zeichnet sich eine steigende Tendenz ab.

3.5   Das deutsche Gesundheitssystem in Zahlen

Im Jahre 2002 lebten in Deutschland 82.489.000 Menschen, die ein Bruttoinlandsprodukt (BIP) von insgesamt 2.131.717 Millionen US Dollar erwirtschafteten. In diesem Jahr beliefen sich die „Pro Kopf Gesundheitsausgaben" PPP auf 2.817 US Dollar, das 10,9% des BIP entsprach. Im Jahre 2006 stiegen diese, laut den OECD Angaben, schon auf 3.371 $ PPP. Die GKV verschlang 68,7% der öffentlichen Ausgaben, die für das Gesundheitswesen ausgegeben worden sind und zusätzlich schlugen die privaten Ausgaben für die PKV mit 12,6% zu Buche. Im Schnitt betrug der Selbstkostenbeitrag am Haushaltskonsum der Deutschen 2,0%. Eine Umfrage, die im Jahr 1999 von der Europäischen Kommission Eurobarometer durchgeführt wurde kam zu dem Ergebnis, dass die Zufriedenheit insgesamt bei 49,9%

der Bevölkerung liegt. Des Weiteren stellten sie fest, dass 42,5% ziemlich zufrieden und 7,4% sehr zufrieden mit ihrem Gesundheitssystem waren.

4. Schweiz

4.1 Entstehung

Erst im Jahre 1996 wurde das Krankenversicherungssystem der Schweiz von dem freiwilligen Versicherungssystem der privaten Krankenkassen auf die gesetzliche Versicherungspflicht umgestellt. Das Krankenversicherungsgesetz regelt die Grundsicherung und die Möglichkeit der freiwilligen Zusatzversicherungen. Die zahnärztliche Versorgung ist von der Grundversorgung ausgeschlossen. Auch vor der Schweiz wird der demographische Wandel nicht halt machen und ähnlich wie in Deutschland wird die Rate der multimorbiden alten Gesellschaft ansteigen. Obwohl die Schweiz bereits eines der teuersten Gesundheitssysteme hat, werden auch hier die Ausgaben für das Gesundheitssystem in den nächsten Jahren weiter steigen, wenn das hohe medizinische Niveau, erhalten werden soll. (vgl. Weichmann 2003: 37-38)

4.2 Organisation

Da die Schweiz ein föderalistischer Staat ist und die Zuständigkeiten zwischen den Kantonen und dem Bund aufgeteilt ist, inkludiert das Gesundheitswesen sowohl staatliche als auch private gesteuerte Elemente. Der Bund erlässt wichtige Rahmenkonzepte und Reformen, die anschließend von den einzelnen Kantonen individuell ausgefüllt werden müssen. Da die einzelnen Kantone noch einen relativ großen Freiraum für die Ausgestaltung haben, ist dies auch der Grund dafür warum man in der Schweiz oft von 26 verschiedenen Gesundheitssystemen spricht. Daraus folgt, dass die einzelnen Kantone die eigentlichen Akteure der Gesundheitspolitik sind, die für das Wohl und die Gesundheit der Bevölkerung sorgen. (vgl. Weichmann 2003)

4.3 Finanzierung

Zum jetzigen Zeitpunkt besteht in der Schweiz ein Pflichtversicherungssystem für alle in der Schweiz lebenden Personen, die länger als 3 Monate im Land wohnen. Die Schweizer Bürger müssen Prämien, die ihre Versicherung individuell festsetzt, aufwenden um im Krankheitsfall Sachleistungen zu erhalten. Um Geldleistungen im Krankheitsfall zu erhalten müssen Zusatzversicherungen individuell abgeschlossen werden. Da es in den 26 Kantonen der Schweiz finanzielle Unterschiede gibt, variieren auch die zu leistenden Zahlungen regional. Des Weiteren können sich die Prämienhöhen je nach Versicherungsgesellschaft unterscheiden, jedoch dürfen sie nicht in einer Versicherung zwischen den Versicherten variieren, auch nicht geschlechterspezifisch. Kinder und Jugendliche sind nicht bei ihren Eltern mitversichert. Für sie müssen, wenn auch mit niedrigeren Prämien, eigene Versicherungen abgeschlossen werden. Einkommensschwachen Personen werden von staatlicher Seite individuelle Prämienverbilligungen genehmigt, sodass auch sie auch ihrer Versicherungspflicht nachkommen können.

Durch verschiedene Maßnahmen wie zum Beispiel das Wählen eines höhere Jahresfranchise oder Einschränken des Zugangs zu den Leistungserbringern über das Managed Care-Konzept, was jedoch nicht überall möglich ist, können die Pauschalprämien gesenkt werden (vgl. Amelung et al. 2004: 7 ff. / Weichmann 2003: 42-46)

Die Schweizer Krankenkassen sind privatwirtschaftliche Unternehmen, dürfen jedoch im Rahmen der obligatorischen Krankenversicherung keine Gewinne erwirtschaften.

4.4   Franchise

Der Prämienfestbetrag, der auch Franchise genannt wird, beträgt für den schweizer Bürger derzeit jährlich 300,- SFr. Es gibt jedoch die Möglichkeit über einen sog. Selbstbehalt, der sich auf 10% der Behandlungskosten beläuft, den zu zahlenden Festbetrag eklatant zu senken. Als Selbstbehalt bezeichnet man den Anteil, den der Versicherte grundsätzlich von seinen Krankheitskosten selbst tragen muss. Allerdings ist der Selbstbehalt für Erwachsene auf 700,- SFr und bei Kinder bis zum vollendeten 18. Lebensjahr auf 350.- SFr. pro Jahr limitiert.

4.5   Das Schweizer Gesundheitssystem in Zahlen

Im Jahre 2002 lebten in der Schweiz 7 Millionen 290 Tausend Menschen, die ein Bruttoinlandsprodukt (BIP) von insgesamt 223.972   Millionen US Dollar erwirtschafteten. In diesem Jahr beliefen sich die „Pro Kopf Gesundheitsausgaben" PPP auf 3.445 US Dollar, das 11,2% des BIP entsprach. Im Jahre 2006 stiegen diese, laut den OECD Angaben, schon auf 4.311 $ PPP. Die GKV verschlang 40,4% der öffentlichen Ausgaben, die für das Gesundheitswesen ausgegeben worden sind und zusätzlich schlugen die privaten Ausgaben für die PKV mit 10,5% zu Buche. Im Schnitt betrug der Selbstkostenbeitrag am Haushaltskonsum der Schweizer 6,1%.

5. Der Vergleich

Wenn man nun die einzelnen Gesundheitssysteme der Länder genauer betrachtet, kommt man sehr schnell zu der Frage, welches denn das Beste sei. Doch kann man dies so pauschal beantworten? Meiner Meinung nach ist diese Frage, falls überhaupt, nur sehr schwer zu beantworten. Wenn man den Blick auf die Finanzsystematik richtet, bemerkt man schnell, dass hier drei verschiedene Systeme vorliegen. Frankreich mit einer Mischung aus dem Beveridge- und Bismarck'schen Modell und das deutsche System, das hauptsächlich über Versicherungsbeiträge finanziert wird und seit kurzem auch noch mit einem geringen Steuersatz der zusätzlich in den Gesundheitsfond fließt. Die Schweiz zeichnet sich durch ein weiteres Finanzierungsmodell aus. Dieses wird nicht durch einheitliche, sondern durch regional differenzierte Pauschalprämien finanziert. Dieses Modell folgt weder der Bismarck noch der Beveridge vorgegebenen Systematik. Es ist zwar ein Versicherungsmodell, das aber entgegen dem Bismarck'schen Typ nicht aus auf das Einkommen bezogene Beiträge finanziert wird. Durch die Eigenschaft der Pflichtversicherung ist der Grundsatz der Universalität gegeben, doch entgegen den Beveridge-typischen Modell, wird das in der Schweiz etablierte Modell nicht aus Steuermitteln finanziert. Alleine durch diese Differenzen und der Tatsache, dass sich die einzelnen Gesundheitswesen unterschiedlich entwickelt haben, wird deutlich, dass ein objektiver Vergleich der Gesundheitssysteme nur sehr schwer vorzunehmen ist.

Ich werde nun trotzdem versuchen, diesen anzustreben. Oft werden Kennzahlen, wie die Pro-Kopf-Ausgaben, die über das Bruttoinlandsprodukt berechnet werden, zum Vergleich herangezogen, was meiner Meinung nach aber nicht zu einem objektiven Vergleich führen kann, da sich das BIP nicht nur von Land zu Land unterscheidet, sondern sich auch noch jährlich ändert. Eine Größe, die meines Erachtens ein Parameter für die Qualität des Gesundheitssystems ausschlaggebend ist, ist das Durchschnittsalter, das die Bevölkerung in einem Land erreicht. Wenn man nun das Durchschnittsalter, der drei oben beschriebenen Länder betrachtet und vergleicht, stellt man fest, dass die schweizer Bevölkerung die höchste durchschnittliche Lebenserwartung mit 80 Jahren habt. Sie sind dicht gefolgt von den Franzosen, die im Schnitt 79,3 Jahre alt werden. Das Schlusslicht bildet hier die Bundesrepublik, deren Bevölkerung „nur" 78,4 Jahre im Durchschnitt alt wird (vgl. U.S. Bureau of the Census, International Data Base, 2007). Eine weitere Größe die man zum Vergleich hinzuziehen kann, sind die Pro- Kopf-Ausgaben, die unter Berücksichtigung der Kaufkraftparität (KKP) angegeben werden.

Diese Zahlen werden in U.S. $ PPP (engl. purchasing power parity) angegeben. Betrachtet man unter diesen Gegebenheiten die beschriebenen Länder, bemerkt man, dass diesmal die Schweiz der Primus, und somit das teuerste System mit 4.311 U.S. $ PPP, unter den verglichenen Gesundheitssysteme ist. Die französischen Bürger müssen im Schnitt über 900 U.S. Dollar weniger als die schweizer Bevölkerung für Ihre Gesundheit bezahlen. Diese Kosten belaufen sich auf 3.449 U.S. $ PPP. Die Bundesrepublik Deutschland hat von diesen drei Systemen das kostengünstigste Gesundheitssystem; ihre Bürger müssen im Schnitt 1.000 US $ weniger als die schweizer Bevölkerung, nämlich 3.371 U.S. $ PPP für ihre Gesundheitsversorgung im Jahr aufwenden.

Ein weiterer Vergleichspunkt wären die verschiedenen Wartezeiten eines Patienten auf elektive Eingriffe, doch dies ist beim Vergleich von Frankreich, Deutschland und der Schweiz wiederum nicht möglich, da diese 3 Länder, nach „OECD Health Data 2003 amd Siciliani and Hurst", so gut wie keine Wartezeiten haben.

Betrachtet man wie viele Ärzte pro 1000 Einwohner in den verschiedenen Ländern zur Verfügung stehen, wird man feststellen, dass auch hier die Zahlen sehr eng zusammen liegen. So ist Deutschland mit 3,712 vor der Schweiz mit 3,194 und auch vor Frankreich mit 2,903 Ärzten pro 1000 Einwohner, das ärztereichste Land in diesem Vergleich.

6.   Fazit:

Das perfekte Gesundheitssystem gibt es noch nicht und meiner Meinung nach wird es dieses auch nicht die nächsten Jahre geben. Ein perfektes System müsste dynamisch auf die aktuellen Veränderungen und deren darauf folgenden Situation reagieren. Dies ist aber durch den Einfluss der Legislative, die schnellstmöglich eine Reform erlassen müsste, unmöglich. Denn hier trifft das Sprichwort des Volksmundes zu, dass die gesetzlichen Mühlen langsam mahlen. Alle Länder haben, auf Grund des demografischen Wandels, der wachsenden Ansprüche und des medizinischen und technischen Fortschritts einen steigenden Ausgabedruck in den gesetzlichen Gesundheitssystemen, wie es der internationale Vergleich visualisiert. Immer mehr rückt die Effizienzsteigerung in den Vordergrund, um kostendeckend agieren zu können. Doch trotzdem wird man in naher Zukunft nicht auf alternative Finanzierungsformen verzichten können, wenn der Alterungsprozess der Bevölkerung weiter zunimmt. Meines Erachtens wäre es optimal, wenn man aus verschiedenen Gesundheitssystemen die positiven Merkmale vereinen und versuchen würde, die negativen zu eliminieren. Es sollte kein Wettbewerb und Machtkampf sein, welches Land das beste System hat, sondern eher ein Miteinander, bei dem man sich gemeinsam an dem Wohl der Gesellschaft orientiert und ein verbessertes Gesundheitssystem, das eventuell sogar länderübergreifend ist, eingesetzt wird.

Wenn man nun aber aus den bestehenden, oben beschriebenen Gesundheitssystemen eines favoritisieren soll, würde ich mich für das deutsche System entscheiden, da dieses, in diesem Vergleich die niedrigsten, durchschnittlichen Pro –Kopf – Ausgaben von 3.371 U.S. $ PPP aber dennoch ein hohe durchschnittliche Lebenserwartung von 78,4 Jahren, und eine sehr hohe Ärztedichte von 3,712 Ärzte pro 1000 Einwohner hat. Wenn man es mit einem Begriff der Marktwirtschaft beschreiben würde, könnte man es so umschreiben, dass Deutschland das „beste Preis - Leistungsverhältnis" besitzt. Ein weiterer Vorteil, den ich im deutschen System sehe ist, dass der Arzt mit der Krankenkasse abrechnet und nicht wie in Frankreich, der Patient vor Ort bezahlen muss, um anschließend die Kosten von der Kasse erstattet bekommt.

Die zwei größten negativen und verbesserungswürdigen Punkte, die trotz der Favoritisierung auftreten, sind zum einen, dass die Steuern der pathogen - wirkenden Konsumgüter, wie z.B. auf Tabak und auf Alkohol, nicht in die Finanzierung des Gesundheitssystems einfließen und zum anderen, dass es eine Beitragsbemessungsgrenze gibt, denn warum müssen „Sehrgutverdiener", prozentual zu ihrem Einkommen gesehen, weniger für ihre Gesundheit zahlen als die „Normalverdiener"? Ist Deutschland nicht ein Solidarstaat und beinhaltet Solidarität nicht auch Gleichstellung?

7.   Literaturliste:

Amelung Volker Eric / Schumacher Harald (2004): Managed Care; Neue Wege im Gesundheitsmanagement. Wiesbaden, Gabler Verlag

Bode, Ingo (2003): Nachhilfe vom Nachbarn; in: Gesundheit und Gesellschaft, 6. Jahrgang, Bonn 2003, Heft 4, S. 24-29.

Cook Marlon / Grace Davie (1999): Modern France: Society in Transition. London, Routledge Chapman & Hall

Hassenteufel, Patrick (2003): Mehr Staat, aber auch mehr Wettbewerb - die Zwiespältigkeit der französischen Krankenversicherungspolitik. In: Jahrbuch für Kritische Medizin Band 38. Gesundheitsreformen - internationale Erfahrungen. Berlin Argument-Verlag.

Kaufmann, Otto (1998): Leistungen in der französischen Krankenversicherung. In: Zeitschrift

für ausländisches und internationales Arbeits- und Sozialrecht Heft 12, S. 321-341.

Lamping, Wolfram /Tamm, Ingo (1994): Die Grundlegung der Krankenversicherung in Deutschland und England: Analyse ihrer Genese, Funktion und politischen Ausgestaltung. In Blanke, B. (Hrsg): Krankheit und Gemeinwohl: Gesundheitspolitik zwischen Staat, Sozialversicherung und Medizin, S.173-203, Opladen, Leske und Budrich Verlag

Tauchnitz, Thmas (2004):Die "organisierte" Gesundheit. Entstehung und Funktionsweise des Netzwerks aus Krankenkassen und Ärzteorganisationen im ambulanten Sektor

Walter, Ulla et. all (Hg.) (2002): Prävention durch Krankenkassen. Zielgruppen, Zugangswege, Wirksamkeit und Wirtschaftlichkeit. Weilheim, Juventa Verlag GmbH

Weichmann Michael (2003): Managed Care. Grundlagen internationale Erfahrungen und Umsetzung im deutschen Gesundheitssystem. Wiesbaden, DVU Verlag

Internetquellen:

Berhorst Robert (2008): Das Projekt « Sozialversicherung » für Ausbildung und Weiterbildung. Internetpublikation der Uni Giessen: http://www.uni-giessen.de/~g41007/inh_ver.html (download am 08.06.2009)

Döring Diether et. all (2005): Europäische Gesundheitssysteme unter Globalisierungsdruck. Wiesbaden HA Hessen Agentur GmbH Report Nr. 689

Internetpublikation:

http://www.hessenagentur.de/mm/gesundheitssystemvergleich_689.pdf (Download am 09.06.09)

Rabbata, Samir (2007): OECD-Gesundheitsdaten: Kaum steigende Ausgaben in Deutschland.

In: Deutsches Ärzteblatt 2007. Internetpublikation:

http://www.aerzteblatt.de/v4/archiv/artikel.asp?id=56627 (download am 04.06.2009)

U.S. Bureau of the Census, International Data Base, Homepage http://www.census.gov/ipc/www/idbprint.html, 2007, Table 10. (Download 23.06.2009)

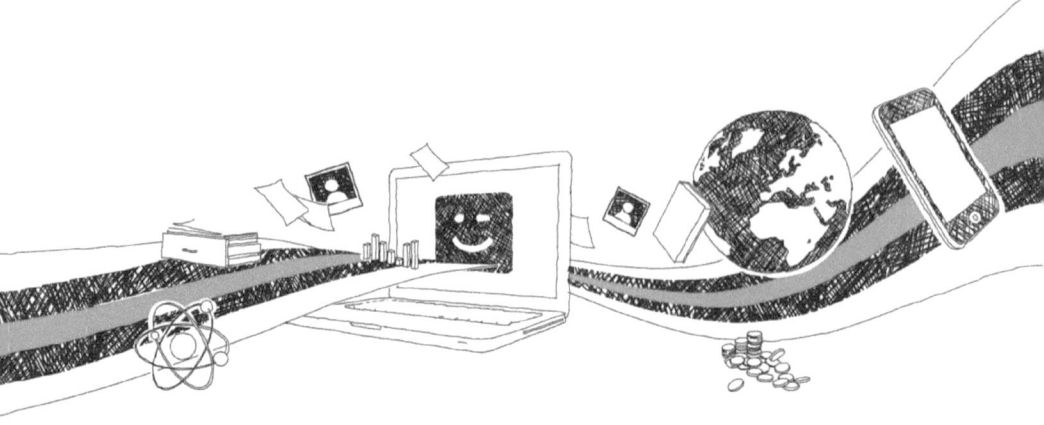
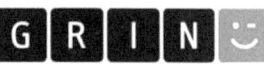